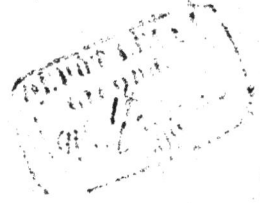

LA

SURAÉRATION EN CURE LIBRE

Le Dr LALESQUE

CORRESPONDANT DE L'ACADÉMIE DE MÉDECINE

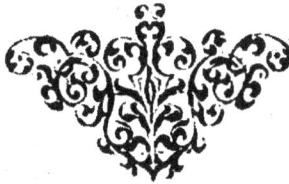

BORDEAUX

IMPRIMERIE G. GOUNOUILHOU

11 — RUE GUIRAUDE — 11

—

1902

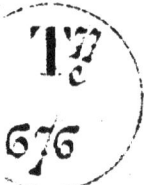

LA

SURAÉRATION EN CURE LIBRE

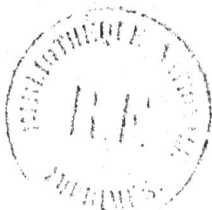

PAR

Le Dr LALESQUE
CORRESPONDANT DE L'ACADÉMIE DE MÉDECINE

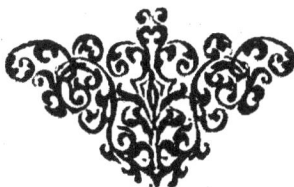

BORDEAUX
IMPRIMERIE G. GOUNOUILHOU
11 — RUE GUIRAUDE — 11

1902

LA

SURAÉRATION EN CURE LIBRE

I

Le tuberculeux, quelle que soit la forme de sa maladie, quelle qu'en soit la période anatomique ou la complication intercurrente, doit vivre en air pur, frais, renouvelé. *Par tous les temps* il doit être soumis à l'aération diurne et nocturne, à la *suraération*, selon le terme de Legrand (de Biarritz). Le froid, la chaleur, la sécheresse ou l'humidité, le vent ou la pluie, le brouillard ou la neige, ne sauraient, en aucun cas, devenir une contre-indication à cette aération continue.

Cette pratique est-elle facile en cure libre?

Les malades pour qui toute l'hygiène consiste à se calfeutrer en air confiné, ruminé, toxique; à s'étioler en atmosphère sèche, surchauffée à 20° et plus, par crainte d'un refroidissement ou d'un rhume, sont au-jourd'hui en minorité.

Comment leur faire adopter la doctrine de l'aération continue, véritable paradoxe à leurs yeux? Par une conviction profonde, doublée d'une réelle ténacité, ne désarmant jamais; en sachant gagner leur confiance.

A cet effet, après un exposé clair et presque quotidien sur la raison d'être et la nécessité de la suraération, après leur avoir dit que le simple changement de climat ne suffit pas à leur guérison, — ce serait trop facile et trop beau, — que l'air est un médicament dont ils

doivent apprendre l'usage; après leur avoir démontré
qu'on ne s'enrhume pas en respirant l'air extérieur,
renouvelé, froid ou chaud, sec ou humide, mais qu'on
s'enrhume par la peau, par les extrémités, en perdant
du calorique, cédé au milieu ambiant; qu'on évite cette
déperdition de chaleur par l'enveloppement approprié
du corps et des extrémités, il faut, et de plus, et surtout,
les entourer d'une sollicitude constante, tant dans leur
intérêt que dans celui du médecin, auquel le moindre
incident, le moindre insuccès, fussent-ils dans l'évolu-
tion normale de la maladie, seraient imputés.

Manifester cette sollicitude, c'est régler jusque dans
ses moindres détails l'installation du malade. C'est lui
montrer, pour l'aération diurne, dans le salon, la
véranda ou le jardin, selon le beau ou le mauvais
temps, selon la direction du soleil et du vent, l'empla-
cement de la chaise longue. C'est, pour l'aération
nocturne, indiquer la position du lit, choisir la porte ou
la fenêtre à ouvrir, donner les proportions de cette ouverture, marquer la direction du paravent destiné à
protéger le malade de l'arrivée trop directe de l'air.

Lorsque, ralliés, ces malades pratiquent la cure d'air,
pendant la période diurne pour commencer, et que,
selon la loi commune, au cours de cette aération diurne,
leur toux a diminué d'intensité et de fréquence, le soir
ou la nuit, dès qu'ils s'enferment, et qu'à l'air pur ils
substituent l'air confiné, la toux réapparaît. Elle semble
d'autant plus pénible, que pendant quelques heures
elle s'était fait oublier! Dès lors, la confiance du malade
s'ébranle; et nous entendons cette phrase, toujours la
même : « Docteur, selon votre insistance, j'ai laissé la
fenêtre ouverte toute la journée; aussi, le soir, la nuit,
ai-je beaucoup toussé; j'ai pris froid, je me suis
enrhumé. »

La réponse est facile. Dire au malade qu'il interprète
les faits à rebours, qu'il n'a pas pris froid, qu'il ne s'est
nullement enrhumé, comme il ressort de l'auscultation
pratiquée à l'instant même; qu'il a toussé dans la soirée,
après un répit de quelques heures, parce qu'il a fermé
la fenêtre, parce qu'il a cessé de vivre en air pur; qu'en

la laissant ouverte plus longtemps, il serait resté plus longtemps sans tousser; c'est lui dire la vérité. Cette vérité n'en constitue pas moins, pour lui, un étonnement. Mais la conviction du médecin le pénètre, il recommence l'expérience, et constate, en effet, qu'en pleine aération, la toux s'amoindrit pour reprendre avec la cessation de la cure d'air. Alors, il est convaincu, conquis, et tout marche sans à-coups.

Voici, parmi tant d'autres, un exemple de ce qu'on obtient en cure libre.

Après un séjour consécutif de deux années à Alger, un malade, porteur de craquements humides des deux sommets, se rend, au mois de juillet 1894, dans le sud-ouest atlantique français, dont la température lui paraît froide. Aussi, *complètement ignorant de la cure d'air*, résiste-t-il à nos premières indications d'aération continue. Que devint cette résistance? Le 5 mars 1895, tout le Sud-Ouest subissait une tourmente de neige. Le lendemain 6, notre malade est en pleine forêt, sur la neige, pratiquant la cure d'air, étendu dans un hamac.

Nous le retrouvons se suraérant sans interruption du 18 au 22 janvier 1898, alors que le thermomètre oscille entre 0° et 5°, et que le tracé fourni par l'hygromètre enregistreur représente une ligne droite, marquant un état hygrométrique de 85°.

II

La cure d'air est praticable partout. Toutefois, certaines conditions atmosphériques la rendent plus maniable. « Elle est beaucoup plus facile à réaliser dans les régions où la température ne présente que de faibles oscillations, où le soleil pénètre largement, où l'air est pur et sans brouillard, où le sol est sec. » (Marfan.)

Voilà pourquoi la France climathérapique, avec son littoral méditerranéen au climat sec et lumineux, avec son sud-ouest atlantique au climat doux et stable, prévaudra dans l'avenir, comme elle a prévalu dans le passé, contre les régions froides et neigeuses. Voilà pourquoi le climat, plus qu'un adjuvant, est un agent thérapeutique.

Mais si l'aération nocturne — en particulier — est toujours plus facile *sub cælo nostro*, parfois nous subissons des températures hivernales qui, quoique passagères, sont rigoureuses, toutes proportions gardées.

Malgré ces intempéries, la technique de la suraération doit rester invariable. Les basses températures ne contre-indiquent par la cure d'air. « Quant au froid, dit Lauth, à supposer qu'il soit excessif, il n'est jamais un obstacle au séjour en plein air; il suffit d'être suffisamment couvert, d'avoir les extrémités chaudes pour perdre la notion de la température extérieure. Quoi qu'il en soit, il faut savoir qu'on peut, même par les temps les plus rigoureux, dormir dans une chambre dont les fenêtres sont ouvertes. » Sabourin n'admet pas de demi-mesures. La fenêtre doit, en tout temps, sans contre-indications, rester largement ouverte. Aux altitudes, « le séjour sous les galeries couvertes commence à sept heures du matin, n'est interrompu que pour le déjeuner et le dîner, et se termine à dix heures du soir, même s'il pleut ou neige et si le froid extérieur dépasse 20° » (Régnard.)

En France, la suraération nocturne rencontre encore quelques résistances. Qu'un refroidissement atmosphérique survienne, beaucoup de malades et trop de médecins hésitent. C'est un tort. Pourquoi une méthode efficace ailleurs serait-elle mauvaise chez nous? Pourquoi le refroidissement nocturne, d'ailleurs relatif dans nos climats, serait-il dangereux, à l'inverse de ce qui s'observe dans les sanatoriums des hautes montagnes? Aussi bien, ne doit-on pas l'oublier, un fait d'observation domine toute considération théorique : la claustration est toujours préjudiciable au tuberculeux. L'aération nocturne ne saurait donc subir le contre-coup d'un hiver rigoureux. Telle est ma conviction, basée sur l'expérience; d'où ma technique.

Pour ne parler que d'une époque rapprochée, rappelons les froids de janvier, février 1901. La nuit, dans la forêt d'Arcachon, le thermomètre a marqué plusieurs fois 0°, et, chiffres exceptionnels : —5°, —6°, —7°.

Au cours de cette période froide, l'aération nocturne n'a été suspendue pour aucun de mes malades. Chez les mieux entraînés, les plus endurcis, la fenêtre restait largement ouverte, sans souci de la température ambiante. Non point que la température nocturne de l'appartement du tuberculeux n'ait préoccupé les médecins. Ainsi, par exemple, de nombreuses recherches, celles d'Ominus en particulier, l'ont établi : pendant la nuit, l'équilibre ne s'établit pas entre la température extérieure et la température d'un appartement largement ouvert et sans feu. Celle-ci reste toujours plus élevée de quelques degrés. Par contre, cela se conçoit, cette résistance de l'appartement ouvert à l'abaissement thermique extérieur ne suffit pas toujours à maintenir la température intérieure au degré de chaleur considéré comme indispensable par quelques observateurs. Nicaise voulait cette température de la chambre à 8 ou 10°. D'après Knopf, « quand il fait très froid, il est nécessaire de chauffer la chambre pour que la température ne descende jamais au-dessous de 10°; » au-dessous de 8°, pour Bouchard. S'il est nécessaire, on allumera du feu pour maintenir cette température à 8°, dit Manqual. Chuquet le reconnaît, sans inconvénients, la chambre du tuberculeux reste à une température de 5 à 6° et même moins.

Je suis plus près de cette dernière opinion. Le degré de chaleur intérieure importe *généralement* peu. La majeure partie des malades supporte le froid sans inconvénients. En voici la preuve.

Le tableau comparatif ci-après donne le minimum de la température nocturne de l'air dans la forêt d'Arcachon (février 1901) et le minimum de la température intérieure, cette dernière relevée à un thermomètre placé à la tête du lit du malade, dans une chambre sans feu, et largement ouverte toute la nuit.

Dates	TEMPÉRATURES	
	Extérieure	Intérieure
6........	— 0°0	+ 4
7........	— 0,1	+ 4

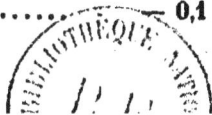

Dates.	TEMPÉRATURE	
	Extérieure.	Intérieure.
8........	— 3,6	+ 4
9........	— 3,3	+ 4
10........	— 2,5	+ 5
11........	— 3,8	+ 5
12........	— 1,6	+ 4
13........	— 3,2	+ 3
14........	— 3,3	0
15........	— 6,8	0
16........	— 7,0	+ 2
17........	— 5,1	+ 4
18........	— 0,2	+ 4
19........	— 1,8	+ 2
20........	— 5,1	+ 2
21........	— 5,0	+ 2
22........	— 5,4	+ 2
23........	— 4,5	+ 2
24........	— 2,8	+ 4
25........	— 2,4	+ 5

La lecture de ce tableau indique l'existence de grands froids nocturnes, — grands pour la région, — comme aussi le défaut d'équilibre entre la température extérieure et celle de l'appartement, celle-ci restant encore fort basse.

Or, les tuberculeux entraînés à la suraération nocturne en éprouvent un tel bien-être, résultant de l'inhalation d'air pur; de la production d'un sommeil calme, réparateur; de la suppression des sueurs; de la diminution ou de la cessation de la toux, que, dans aucune circonstance, ils n'admettent et n'acceptent qu'on puisse atténuer cette aération. Il en est advenu ainsi pour nombre de mes malades, pendant la période froide relatée ci-dessus. Tout comme en plein été, ils laissent les fenêtres largement ouvertes; quelques-uns même sans enterposition du paravent entre la fenêtre et leur lit. Fait remarquable, les plus intransigeants sont ceux qui portent les lésions pulmonaires les plus étendues : tant il est vrai que cette *suraération est compensatrice* de l'amoindrissement de leur champ respiratoire.

Voici quelques exemples :

A..., garçon, dix-sept ans. Vaste caverne du côté gauche, ancienne de deux ans, en activité depuis quinze jours (suppuration augmentée, fièvre vespérale à 38°, 38°5). Ramollissement de tout le lobe supérieur droit. Le 8 janvier 1901 : glace dans le pot à eau de la chambre.

B..., homme, vingt-six ans. Pneumonie caséeuse, il y a six mois, ayant entraîné la fonte et l'élimination de tout le lobe supérieur du côté gauche en avant et en arrière. Signes d'une amphore superficielle simulant un pneumothorax. Suppuration active (deux verres de pus par jour). Petite fièvre vespérale. Le 16 février, a trouvé le contenu de son crachoir de nuit gelé sur sa table.

C..., jeune fille, dix-neuf ans. Caverne moyenne au sommet droit, en arrière. Infiltration ramollie sous la clavicule, entourant la ligne axillaire et aboutissant à la fosse sous-épineuse. Sans fièvre. État général excellent. A gagné 24 kilogrammes en sept mois. Le 24 février, sur sa table de nuit, un verre d'eau alcoolisée gèle.

D..., garçon, dix-sept ans. Pneumothorax partiel à la partie moyenne et antérieure du côté gauche. Ramollissement circonscrit aux deux premiers espaces intercostaux du même côté. Apyrexie. Bon état général. A gagné 7 kilogrammes en trois mois. Le 7 janvier, mince pellicule de glace dans une tasse de lait, sur sa table de nuit.

Le bien-être obtenu par cette suraération *n'est pas spécial aux tuberculeux*. Je l'ai observé chez des nerveux. Un adulte, vingt-six ans, intellectuel surmené, écrit sur son cahier d'observations: « Je laisse ma fenêtre largement ouverte la nuit. Je ne fais aucun feu dans ma chambre; je me couvre soigneusement. Il y a de la glace dans mon pot à eau. Je dors à merveille. Je respire à pleins poumons, c'est exquis. »

Tel autre malade est une jeune fille de vingt-sept ans, hystérique, qui, arrivée ici, habituée à n'user que d'eau chaude, même en boisson, à ne vivre qu'en atmosphère surchauffée, maigre, sans appétit, est entraînée peu à peu à une hygiène rationnelle. En février, elle dort tout ouvert, et le matin n'hésite pas à faire ses ablutions froides quoique ayant trouvé une mince pellicule de glace dans l'eau de son tub. Malgré les instances maternelles, elle ne consent ni à amoindrir l'ouverture de la fenêtre, ni laisser allumer le feu. « Je dors trop bien, j'ai trop bon appétit, je suis trop calmée pour rien modifier à mon régime, » dit-elle.

Je pourrais citer d'autres faits de même ordre. Quant à mes malades moins entraînés, moins endurcis, ils ne cessèrent point l'aération nocturne directe. Du feu maintint la température de la chambre entre 5 et 8°.

III

Pour bénéficier (sans inconvénients, pendant les jours froids) de la suraération nocturne, le malade doit prendre certaines précautions, faciles autant qu'efficaces.

Tout d'abord, le décubitus horizontal — fait d'observation — est un bon élément de défense contre le refroidissement. Dans cette attitude, la déperdition de calorique se réduit au minimum.

Au moment du coucher, faire, sur tout le corps, région par région, une friction soit à sec, soit à l'aide d'un gant de flanelle ou de crin imbibé d'un liquide aromatisé, alcoolisé, térébenthiné, etc. : bonne méthode, ayant pour résultat non seulement d'activer la circulation périphérique, mais en plus, d'actionner le système nerveux.

Pour tout vêtement — point essentiel — porter une longue et ample chemise de flanelle, d'épaisseur variable selon les susceptibilités, hermétiquement close autour du cou et des poignets. Couvrir le malade de couvertures en belle laine *légère*. Mettre une bouillotte d'eau chaude au fond du lit, ou bien encore ajouter un couvre-pieds ouaté, léger. Proscrire les couvertures de coton, défendant mal du froid, et d'un poids incommodant. Veiller avec soin que la famille, mal inspirée, n'amoncelle pas sur le malade couvertures, édredons, vêtements amenant trop souvent la transpiration.

Ne pas croire cependant que la suraération nocturne, par les grands froids, même dans les climats tempérés, ne puisse donner lieu à quelques inconvénients. Les connaître c'est les éviter.

Les malades peuvent se plaindre, au réveil, de mal de gorge (pharyngite légère, amygdales rouges, enrouement passager). Ces malades respirent mal, dorment la bouche ouverte. Pendant le jour, il faut les entraîner à la respiration physiologique par les voies nasales, leur faire discipliner leur respiration comme ils disciplinent leur toux. D'autres se plaignent d'une légère céphalée. Un foulard de soie ou un bonnet de nuit remédie à cet inconvénient. De même, observe-t-on des douleurs rhumatoïdes de la nuque, des épaules, évitées par le port d'une chemise de flanelle plus montante, plus épaisse, et par la pratique des frictions au coucher et au réveil.

L'aération continue est susceptible, de même, de produire la variété la plus fréquente de la froidure au premier degré, l'engelure, résultant plutôt de l'action plusieurs fois répétée du froid que de l'intensité de la réfrigération. Son siège de prédilection aux doigts montre la prépondérance de l'aération diurne sur son apparition. Aussi, par les grands froids continus, ai-je coutume de faire porter de gros gants de laine à mes malades.

Tous ces inconvénients — on ne saurait dire *accidents*, tant ils sont légers — sont passagers et évitables. En aucun cas, pour un même malade, ils ne sauraient contre-indiquer la suraération, dont « l'importance ne le cède en rien à celle de l'alimentation ».

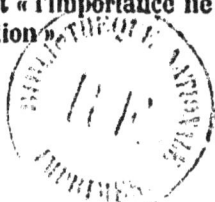

Bordeaux. — Imprimerie G. Gounouilhou 11. rue Guiraude,

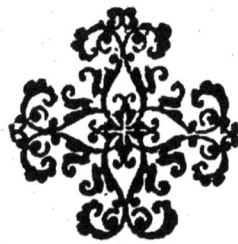

www.ingramcontent.com/pod-product-compliance
Lightning Source LLC
Chambersburg PA
CBHW050451210326

41520CB00019B/6166